Grossir les fesses

Quand faire des squats ne suffit pas

Natacha J.C

Avertissement

L'information contenue dans ce livre est basée sur la recherche et les expériences personnelles et professionnelles de l'auteur. Elle ne vise pas à remplacer une consultation avec votre médecin ou un autre professionnel de la santé. Toute tentative de diagnostic et de traitement d'une maladie doit être effectuée sous la direction d'un professionnel de la santé.

Bien que les suggestions contenues dans ce livre soient naturels, l'auteur n'est pas responsable des effets indésirables ou des conséquences résultant de l'utilisation des idées ou des procédures décrites dans ce livre. Si le lecteur a des questions, l'auteur et l'éditeur suggère fortement de consulter un conseiller professionnel de la santé.

Table des matières

Introduction

On a toutes entendu cette phrase « si tu veux avoir des grosses fesses alors fait des squats ». Alors qu'est –ce qu'on fait : des squats. Au début on sent les muscles travailler, durcir un peu, les fesses gonflent ; on est contente mais très vite on sent que ça ne progresse plus : les squats ne donnent plus de résultats.

On cherche d'autres exercices, d'autres variantes des squats. On augmente le poids de la barre ou des haltères, pareil : on a un faible résultat, voire pas de résultat du tout. Alors on est déçu on abandonne tout.

Ce n'est pas comme ça qu'on fait grossir les fesses. Ce n'est pas en faisant des squats. Si vous voulez vraiment faire grossir les fesses à la taille de votre choix et rapidement alors vous devez apprendre à le faire correctement grâce à la méthode que je suis sur le point de vous apprendre.

Grossir les fesses c'est beaucoup plus que faire des squats.

Mais avant de vous montrer la méthode et de vous l'expliquer, il est intéressant de répondre à la question suivante : Pourquoi une femme a-t-elle de plus grosses fesses qu'une autre ? C'est la même question qu'on a posé pour apprendre comment grossir les seins ?

La réponse à cette question va nous éclaircir à comprendre le secret pour de avoir de grosses fesses.

Pour faire simple, il y 'a deux principales raisons. La première, je pense que vous la connaissez déjà, c'est la génétique. Autrement dit la femme qui a de grosses fesses a hérité de l'information génétique de ses parents qu'il lui permet d'avoir de grosses fesses. Alors ne vous dites pas que si je n'ai pas de grosses fesses c'est parce que je n'ai pas hérité des bons gènes et que c'est impossible pour moi. Non pas du tout. Il y'a une autre raison qui est aussi importante que les gènes et que » l'on peut alterner et c'est celle qui nous intéresse.

La deuxième raison, c'est le mode de vie ou l'énergie. Je m'explique pendant votre jeunesse, vous n'avez suivi le bon mode de vie afin de développer au maximum votre féminité. Autrement dit il y'a des aspects de votre corps (ici les fesses) qui ne se sont pas développé correctement ; et c'est ce qu'on nous allons faire ici.

Nous allons réveiller votre corps le stimuler, stimuler vos hormones, l'hormone de croissance pour faire grossir vos fesses. Comme ça à chaque fois que vous faîtes une répétition de squats vos fesses gonflent et grossissent.

La méthode de ce livre est composée de plusieurs étapes liées à votre mode de vie. Chaque étape stimulera directement ou indirectement vos fesses afin de les grossir. C'est l'ensemble des étapes appliqué de façon presque quotidienne (de cinq à six fois par semaine de préférence) qui vous donnera un bon résultat : des grosses fesses rapidement.

Même si nous voulons grossir que les fesses, nous devons prendre en considération tout le corps. Nous devons faire travailler tout le corps parce qu'on travaillant le corps on stimule le grossissement des fesses indirectement et ainsi on obtient des résultats rapidement.

Même si la méthode de ce livre vise à augmenter la taille des fesses, vous allez aussi améliorer votre corps, le raffermir et aussi perdre du votre afin de faire mieux ressortir les fesses.

Alors sans plus tarder étudions en détail les étapes et la méthode pour avoir de grosses fesses rapidement

Chapitre 1 :

Dormir pour des grosses fesses

Cela peut paraitre simple ou étrange mais le sommeil est très important pour faire grossir vos fesses.

Pour résumer : Plus vous dormez et plus vous allez stimuler votre corps pour accroitre le volume de vos fesses. Parce que c'est pendant le sommeil que le corps secrète l'hormone de croissance. Aussi le sommeil c'est ce qui permettra à votre corps de fonctionner convenablement durant la journée et accomplir ses fonctions. Certaines femmes négligent cette étape pendant leur jeunesse et cela affecte leur corps et la taille de leurs fesses.

Mais il y'a quelques directives à respecter afin d'optimiser le sommeil au maximum :

- Il est préférable de dormir le maximum et se réveiller sans réveil afin de laisser au corps le temps de se réparer et de secréter les hormones nécessaires à la croissance. En utilisant un réveil quotidiennement cela risque d'interrompre la récupération de votre corps et affecter vos hormones.

_Dormir tôt : aller au lit le plus tôt possible, vers 22h ou même avant parce que c'est entre 22h et minuit que le sommeil et réparateur.

_ Le chambre à coucher doit être la plus sombre possible, propice au sommeil et calme (pas de bruit environnant). Dans son livre « the Paléo diet », robb Wolf conseil de ne rien laisser allumer, même la petite lumière qui indique qu'un appareil est branché, car cette petite lumière (petite lumière rouge d'un téléviseur branché par exemple) peut être capté par la peau et ainsi affecté le sommeil. Autrement dit on peut perdre jusqu'à une heure de sommeil si notre peau capte cette lumière, comme on peut gagner jusqu'à une heure de sommeil dans une chambre totalement noire.

_ Choisir un matelas et un oreiller de telle sorte que la colonne vertébrale et le coup soit dans le même alignement et bien droit. Nous passons en moyenne huit heures par jour sur un lit donc il est important de veiller à ça afin de favoriser la bonne réparation de votre corps pendant le sommeil.

Eviter de veillez tard la nuit afin de ne pas déranger le rythme circadien et ainsi respecter le corps et son fonctionnement et pousser à sa croissance.

Chapitre 2 :

L'alimentation pour grossir les fesses

L'alimentation est le deuxième point le plus important pour l'augmentation de la taille de vos fesses avec le sommeil et l'exercice physique.

Il faudra choisir une alimentation variée et riche en nutriments : vitamines, minéraux, antioxydants…. Choisissez une alimentation de qualité car c'est souvent la plus riche et la plus nutritive : alimentation bio, produits frais et/ou de saisons….

Pour faire grossir vos fesses, se nourrir plusieurs fois de quatre à six fois par jours avec des repas de tailles moyennes afin de maintenir votre métabolisme en activité optimal, et avoir beaucoup d'énergie.

Vos repas doivent être composé de légumes, diverses et variées : légumes verts (brocolis, épinards, salades, avocats…), des protéines (viandes rouges, volailles, poissons, œufs…), les bon lipides (huile d'olive, huile de coco, huile de colza, beurre…).

Concernant les céréales, il est important de les limiter car une grande quantité de céréales peuvent diminuer la sécrétion de l'hormone de croissance et ainsi limiter le grossissement de vos fesses. Tous les aliments qui ont un indice glycémique élevé peuvent diminuer la sécrétion de l'hormone de croissance ou les œstrogènes qui permettent de faire grossir les fesses. La part de céréales dans votre assiette doit être d'environ un quart. La meilleure céréale pour la croissance est le riz (complet de préférence), l'orge, l'avoine. Tout ce qui est à base de blé doit être limité (pates, pains …) au maximum à un ou deux jours par semaine.

Certains aliments sont à éviter, notamment le sucre ou tous les aliments contenants beaucoup de sucres comme les boissons gazeuses, les glaces, les bonbons … ; le café (consommer plutôt du thé) ; l'alcool et les aliments contenants une grande quantité de produits chimiques.

Votre petit-déjeuner doit être un repas complet, c'est-à-dire vous buvez votre tasse de thé puis après un petit repas avec un peu de protéine (poulet par exemple) des légumes (brocolis par exemple) quelques cuillères de riz avec une touche d'huile d'olives par-dessus.

A côté de cela vous pouvez ajouter des compléments alimentaires quotidiennement ou faire des cures, afin de booster votre croissance. Que ce soit de façon quotidienne ou en faisant des cures, vous devez prendre :

_ Des multivitamines contenant du Potassium (le potassium que l'on trouve dans un sel de qualité et non raffiné, d'où l'importance du sel pour le développement du corps) ; du Magnésium qui est important pour le renforcement et l'allongement des os (que l'on trouve les légumineuses (haricots...), avocats, riz complet ...) ; le Calcium qui lui aussi très pour la croissance et que l'on trouve dans les laitages (lait, fromage) mais aussi dans des légumes(brocolis, épinards)dans les amandes, les patates douces...

Ajouté d'autres vitamines importantes comme la vitamine D, la vitamine C et la vitamine K, le zinc le phosphore.

Vous pouvez consommer aussi sous forme de compléments alimentaires des omégas 3 (que l'on trouve dans le poisson : sardines, maquereaux, saumon) et des antioxydants.

Il est très important de consommer chaque repas calmement en savourant chaque bouchée et en la mastiquant convenablement pour extraire tous les nutriments contenus dans votre repas.

Chapitre 3 :

L'énergie de la nature

Passer du temps à l'extérieur favorise le grossissement de vos fesses, particulièrement si vous passez votre temps dans des milieux naturels loin des villes et de la pollution. La nature est une source d'énergie et favorise la sécrétion d'hormones de croissance et les oestrogènes pour avoir des grosses fesses. Au contraire, la pollution dans les villes peut inhiber le grossissement de vos fesses. Donc n'hésitez pas à passer beaucoup de temps à l'extérieur et à vous rendre dans des milieux naturels : les parcs ou les forêts si vous êtes en ville. D'autres lieux qui peuvent favoriser votre croissance : la campagne par exemple ou l'on trouve une meilleure qualité d'air et une tranquillité qui permet de se reposer et ainsi pousser votre corps et vos fesses à mieux se développer. Il y a aussi les montagnes qui comme la campagne vous aide dans votre objectif d'avoir des plus gros seins. La mer aussi pousse le corps à grandir et à se renforcer, ainsi que tout bassin naturel comme un lac ou une rivière ...se baigner tous les jours pendant 10 à 20 minutes vous aidera.

Passer du temps à l'extérieur dans la nature signifie aussi être au contact avec le soleil. On sait que le soleil renforce le corps et les os en apportant de la vitamine D, essentielle à la croissance des os et des organes et donc des fesses. Pour cela il faut profiter du mieux que l'on peut, pour bronzer et exposer le corps au soleil. Si votre peau n'est pas habituer à être exposer au soleil, il faut l'habituer afin de ne pas choquer votre corps. Commencer par des expositions légères entre 5et 10 minutes en éviter les périodes de fortes chaleurs entre midi et quatorze heures. Pour ensuite augmenter votre période d'exposition au soleil de 5 minutes ou plus petit à petit. L'idée est d'habituer votre corps au soleil, à vous de voir ce qui vous correspond le mieux.

Si vous pouvez passer des séjours, ou déménager pour profiter plus de la nature et du soleil faites-le, car vous allez considérablement aider votre corps à augmenter le volume de vos fesses en améliorant toutes ces fonctions. Spécialement si vous avez des enfants et que vous voulez que leur corps grandisse dans de bonnes conditions et qu'ils soient les plus grands possibles.

Chapitre 4

L'énergie de la terre

Enlevez vos chaussures et posez vos pieds sur de la terre, ainsi vous établirez une connexion avec l'énergie de la terre, cela est bon pour votre corps et vos fesses: c'est ce qu'on appelle Earthing. Faites-le au moins 3 jours par semaine pendant 20/30 minutes. En position debout, ou assis avec le dos bien droit ou en marchant. C'est une façon naturelle d'augmenter son énergie corporelle et de favoriser la croissance de ses seins. Vous trouverez beaucoup d'informations sur la terre et ses avantages, si vous avez jamais entendu parler, je vous conseille de faire quelques recherches sur le mot Earthing, de cette façon, vous aurez une meilleure idée sur ce sujet.

En vous connectant avec la terre, on augmente l'énergie dans notre corps et on permet aux organes dont les fesses de mieux se développer.

Chapitre 5

Le pouvoir de la visualisation

Il est important que lorsque vous suiviez les étapes de ce livre, que vous soyez optimistes et vous ayez confiance en vous que vous allez pouvoir grossir vos fesses et que vous allez changer leur taille et vous transformer physiquement mais aussi mentalement. Etre optimiste est très important. De nombreuses études scientifiques montrent que la pensée peut influencer le corps. Donc en étant optimiste, vous mettez toutes vos chances pour avoir de grosses fesses.

Des études scientifiques montrent aussi que la visualisation répétitive d'un certain objectif (dans notre cas ici grossir les fesses) peut alterner vos neurones, peut aussi alterner ensuite la chimie de votre le corps et ainsi obtenir ce que vous désirez.

Pour cela je vous conseille de faire des séances de visualisation répétées afin de booster le grossissement de vos fesses. Il suffit pour cela de s'asseoir ou de s'allonger dans un endroit calme et de fermer les yeux et d'imaginer que vous êtes plus grand. Imaginez que vous avez atteint la taille de fesses que vous souhaitez atteindre et tous les changements que cela engendrera. Imaginez comment vous vous sentirez dans les vêtements que vous porterez, les pantalons que vous achèterez, comment ils vont moulez vos nouvelles grosses fesses ...Vous devez visionner les choses avec le maximum de détails possibles et ressentir toutes les émotions que vous pouvez ressentir dans cette situation.

En pratiquant la visualisation vous accélérez l'obtention de ce que vous voulez et vous mettez toutes les chances de votre côté pour grossir vos fesses.

Chapitre 6 :

L'art de la relaxation

Le repos et la relaxation font partis de notre programme de l'augmentation de la taille de vos fesses. La relaxation permet de récupérer l'énergie perdue pendant l'exercice mais aussi à accumuler l'énergie pour le bon fonctionnement de notre corps et pour le grossissement des fesses. Le repos et le sommeil permettent de lutter contre le stress. Le stress un des ennemis de notre croissance et la croissance de nos seins.

Apprenez donc à vous détendre et à vous allonger même durant la journée. Faites des pauses dans l'après-midi. Choisissez un lieu calme pour une récupération maximal.

Il existe plusieurs moyens de relaxation : cela va d'une petite balade dans un parc, une mini-sieste de 20 à 30 minutes ou s'allonger sur son lit en écoutant une musique relaxante ou une séance de massage, ou prendre un bain chaud…

On peut aussi effectuer des exercices de respirations. Respirer plusieurs fois en profondeur par exemple.

On peut aussi faire une séance de méditation pour soulager l'esprit et ainsi que le corps. Si la méditation vous intéresse je vous conseille le livre de Mattieu Ricard « L'art de la méditation ».

A vous de choisir ce que vous voulez faire pour vous relaxer. Je vous conseille d'essayer plusieurs façons de relaxations pour trouver celle qui vous correspond le mieux.

Chapitre 7

Comment bien entrainer ses fesses

L'exercice physique est le troisième point le plus important pour avoir de grosses. Le but est de renforcer le corps, d'augmenter son niveau d'énergie et de diriger cette énergie vers les fesses afin d'augmenter la sécrétion de l'hormone de croissance, les oestrogènes et de grossir les fesses.

Comme je l'ai déjà expliqué auparavant, même si notre but est une augmentation de la taille des fesses, nous devons renforcer tout le corps, autrement dit nous devons travailler tous les muscles du corps. Pour travailler tout le corps il y 'a plusieurs solutions :

_ Si vous avez accès à une salle de sport et que vous aimez la musculation, alors trois exercices sont à faire : le soulever-de-terre ; le développé-couché et le squat, trois série et douze répétitions pour chaque exercice. Vous pouvez commencer avec une ou deux séries avec moins de répétitions puis augmenter vos séries et répétitions.

_ Si vous préférez vous entrainez à la maison ou ailleurs alors vous devez faire les trois exercices suivants :

mountain clibbers ; burpees ; les pompes et des squats. Trois séries de douze répétitions

_ Vous pouvez aussi travaillez avec le kettle-bell et faire des swings. Je vous laisse choisir le poids approprié de votre kettle-bell. Cinq à dix minutes de kettle-bell suffisent.

Si vous ne connaissez pas ces exercices ou le kettle-bell vous trouverez des informations sur internet. A vous d'apprendre à faire ces exercices correctement. Demander conseil à un professionnel.

Les exercices de renforcement du corps comme la musculation ou les exercices de résistance basés sur le poids du corps (comme les pompes, les mountain climbers, les burpees..) peuvent stimuler l' augmentation de la taille des fesses surtout s'ils sont pratiquer en plein air. Lorsque vous faites ces exercices travaillez tout le corps à chaque séance d'exercice (full body) afin de secréter le maximum d'hormone de croissance et stimulez vos fesses au maximum.

L'objectif est d'effectuer un certain type d'activité vigoureuse pendant un minimum de 15 à 30 minutes, trois à cinq fois par semaine. Cette activité vigoureuse doit être exécutée entre 60% à 80% de votre fréquence cardiaque maximale (FCM)

Comment calculer votre FCM:

a) - soustraire votre âge actuel de 220. Ce nombre est votre FCM.

b) - Multipliez ce nombre par 0,60. Cela est de 60 pour cent de votre FCM.

C) - prendre le numéro vous est venu avec l'étape a). Multiplier par 0,80. Ceci est de 80 pour cent votre FCM.

Ces chiffres de 60 pour cent et 80 pour cent représentent la portée de votre fréquence cardiaque cible (FCC). (Une remarque importante: De nombreux médicaments pour la pression artérielle travaillent en abaissant la fréquence cardiaque, ce qui voudrait dire qu'il faudra peut-être réduire ainsi votre FCM et FCC si vous prenez des médicaments pour la pression artérielle, consultez votre médecin pour savoir comment ajuster ces chiffres.)

Lorsque vous faites votre séance d'entrainement, vous aurez besoin de garder une trace de votre fréquence cardiaque pour vous assurer que vous restez dans la plage de FCM 60 pour cent à 80 pour cent. Cela se fait facilement en appuyant légèrement sur l'index de la main droite sur l'artère juste sous la peau sur la peau à l'intérieur du poignet gauche. Le taux est facilement déterminé en comptant les battements pendant 15 secondes, le multipliant ce nombre par 4. Ce sera votre fréquence cardiaque. (Ou compter les battements pendant une minute)

Si vous ne voulez pas le faire de cette façon de compter vos battements de cœur, il y a une autre règle de base: si vous pouvez tenir une conversation, vous ne travaillez pas assez dur. Si vous pouvez chanter, vous ne travaillez pas assez dur non plus. Si vous êtes à bout de souffle, ou vous devez vous arrêter et reprendre votre souffle, vous travaillez certainement trop. Restez entre les deux!

Par ailleurs, il est important que vous trouviez une activité que vous aimez. Il y a beaucoup d'activités qui peuvent vous permettre d'être dans votre FCC, donc trouver quelque chose que vous appréciez. Le point essentiel ici est d'augmenter votre sécrétion des hormones de croissances.

Exercez-vous à l'extérieur pour un apport maximal d'oxygène, pour stimuler votre système lymphatique.

Exercices spécifiques pour les seins :

Après avoir travaillé tout votre corps et secréter assez d'hormone de croissance, vous pouvez maintenant faire des exercices qui ciblent les fesses. Tous les exercices qui travaillent les fesses pourront agrandir vos fesses. Voici quelques- un de ces exercices :

_ Le squat et toutes ses variantes (par exemple le jumping squat) : c'est peut-être l'un des meilleures exercices pour agrandir les fesses. Quand vous faites cet exercice ciblez bien vos fesses vous devez sentir les muscles de vos fesses ce contracter et décontracter à chaque répétition

_ Tous les exercices qui travaillent les cuisses peuvent faire grossir les fesses. Pour avoir de grosses fesses il faut avoir de grosses jambes ou des jambes solides

On peut aussi cibler les muscles des fesses avec le kettle-bell et d'autres exercices.

Chapitre 8 :

Ce qu'il faut éviter

Il y 'a plusieurs facteurs qui peuvent vous bloquer, diminuer ou retarder le grossissement de vos fesses. Pour cela, il est bien de connaitre ces facteurs afin de pouvoir les éviter :

_ La pollution : la pollution issue des villes et des zones industrialisées peuvent affecter vos seins. Pour cela il est recommandé de passer le maximum de temps dans des endroits ou l'air est frais (parc, forêt, campagne ...)

_ Les substances nocives : Toutes les substances tels que la cigarette, l'alcool et les drogues douces sont à éviter voire bannir complètement car elles perturbent votre système endocrinien et empêche la croissance de vos seins. Ajoutez à cela tous les produits chimiques que l'on trouve dans plusieurs produits (l'alimentation, les déodorants...). Choisissez les produits les plus naturels possible.

_ Le stress et/ou le stress chronique : Le stresse de tous les jours peut aussi affecter vos fesses et bloquer leur développement. Faites en sorte que votre vie soit paisible. Le stress chronique (qui peut être lié à une séparation, décès ...) peut lui aussi retarder l'agrandissement de vos fesses. Cherchez une solution auprès des professionnels de santé afin de libérer votre corps et lui donner l'énergie adéquate pour sa croissance et le développement des fesses.

_ Un mode de vie désordonné : Un mode de vie désordonné peur lui aussi inhiber la developpement de vos fesses . Par désordonné je veux dire : non-respect des heures de sommeil (des veillées tardives...) ; non-respect des heures de repas ; absence d'activité physique …. Ayez une vie qui soit la plus ordonnée possible pour éviter les pertes énergétiques.

Conclusion

Voilà maintenant vous savez tout sur ce qui va vous permettre de faire grossir vos fesses et de transformer complètement votre vie. A vous maintenant d'incorporer tout cela dans votre vie et du mieux que vous pouvez.

N'oubliez pas de croire en vous et de ne pas abandonner votre objectif. Soyez motivez même si vous ne voyez pas les résultats au début.

Non seulement vous allez avoir de grosses fesses, mais vous vous sentirez mieux dans votre corps et si vous avez des problèmes de santé alors ces problèmes vont soit disparaitre, soit diminuer considérablement.

En augmentant la taille de vos fesses naturellement vous allez aussi réussir à changer d'autres aspects de votre vie et les améliorer considérablement. Vous serez plus heureuse et vous aurez plus de confiance en vous.

Bon courage !